ROLE

DU

Comité Autunois de Défense contre la Tuberculose

RAPPORT PRÉSENTÉ A LA RÉUNION DU COMITÉ TENUE A L'HOTEL-DE-VILLE D'AU-TUN LE 1ᵉʳ SEPTEMBRE 1902,

PAR

Monsieur le Dʳ Henri GRILLOT

De l'Université de Paris

Médecin du Dispensaire Antituberculeux d'Autun

AUTUN

IMPRIMERIE L. MARCELIN

— 1902 —

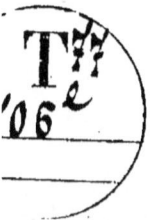

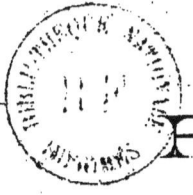

ROLE

DU

Comité Autunois de Défense contre la Tuberculose

Rapport présenté a la Réunion du Comité tenue a l'Hotel-de-Ville d'Autun le 1er Septembre 1902,

par

Monsieur le Dr Henri GRILLOT

De l'Université de Paris

Médecin du Dispensaire Antituberculeux d'Autun

AUTUN

Imprimerie L. Marcelin

— 1902 —

Comité Autunois

Défense contre la Tuberculose

MM.

PÉRIER, maire d'Autun, député de Saône-et-Loire, *président*.

Comte d'ESTERNO, maire de la Selle, *vice-président*.

BAYLE, ingénieur, directeur de la Société Lyonnaise, *secrétaire-trésorier*.

D' Henri GRILLOT, médecin du Dispensaire antituberculeux d'Autun.

MM.

BOUVET, pharmacien, expert chimiste.

D' LAGUILLE, médecin du Bureau de Bienfaisance, chevalier de la Légion d'honneur.

MOTOT, conseiller général d'Epinac, maire de Change.

De QUERCIZE, maire de Lucenay-l'Evêque.

Ch. REPOUX, maire de la Comelle.

SABAIL, sous-préfet d'Autun.

SIRDEY, conseiller municipal d'Autun.

De VILLETTE, maire d'Issy-l'Evêque.

Messieurs,

En répondant à l'appel que nous vous adressons au nom de la Défense antituberculeuse, vous donnez une nouvelle preuve de ce que peut l'initiative privée, quand il s'agit de lutter contre un fléau menaçant, qui nous affaiblit et nous décime. Vous avez constitué, Messieurs, le 1er mars 1902, l'*Œuvre autunoise de défense contre la tuberculose*, et cette œuvre que vous avez créée a su, dès sa naissance, trouver des parrains autorisés. Notre Comité de patronage est ainsi composé :

Son Eminence le Cardinal Perraud.

M. le Préfet de Saône et-Loire.

M. le Professeur Brouardel, ex-doyen de la Faculté de médecine de Paris.

M. le Professeur Landouzy, président de l'Œuvre des Sanatoriums populaires de Paris.

M. le docteur Letulle, professeur agrégé à la faculté de médecine, médecin de l'Hôpital Boucicaut.

Notre œuvre, qui a su rallier de telles autorités animées d'un même esprit de philantropie et de charité ne peut que prospérer, et nous avons le droit de penser que nous commençons un bon combat, puisque nous y sommes conduit par des chefs aussi renommés. Depuis le 1er mars 1902, date de notre première réunion, l'Œuvre Autunoise a été reconnue officiellement ; insertion en a été faite au Journal Officiel, sous le titre d'*Œuvre d'Assistance aux tuberculeux nécessiteux et à leurs familles de l'arrondissement d'Autun*, après en avoir fait connaître à M. le sous-préfet, la composition et le but.

Le 16 mars se créait à Paris la Fédération de toutes les Œuvres antituberculeuses françaises, et dans une séance mémorable M. le Président de la République validait les œuvres existant. Notre société était représentée par son vice-président, M. le comte d'Esterno, par le docteur Latouche et le docteur H. Grillot. La Fédération antituberculeuse, fondée sur le modèle de l'Office Impérial allemand, a un but d'une importance capitale ; permettez-moi, Messieurs, de vous le rappeler en quelques mots. Cette association a pour but :

De grouper les Œuvres ou Sociétés françaises qui, par l'assistance aux malades ou par l'instruction du peuple, s'occupent de combattre la tuberculose en vue de leurs intérêts respectifs, et pour les progrès de la cause commune, et notamment pour faire en leur nom, pour leur compte et collectivement, les démarches qu'elles ne peuvent entreprendre isolément ;

Pour recueillir et leur fournir les renseignements dont elles peuvent avoir besoin ;

Pour procéder à toute enquête utile, en vue d'améliorer le fonctionnement de telle ou telle catégorie des œuvres fédérées ;

Pour agir auprès des pouvoirs publics en vue de lever toutes les difficultés administratives et d'obtenir leur concours ;

Pour étudier et résoudre dans l'intérêt général toutes les questions soulevées par l'application des lois en vigueur ou que pourraient soulever des lois en préparation.

Tel est, Messieurs, dans ses grandes lignes le programme du bureau central de la Fédération, instrument d'information, de propagande, d'aide mutuelle, concentrant tous les efforts des initiatives privées sous la protection du Gouvernement ; protection réelle et non illusoire, si l'on en juge d'après les paroles de M. le Président de la République à la séance du 16 mars :

« Vous réussirez dans vos efforts, Messieurs !

« Vous avez le concours des intelligences ; vous avez le concours des cœurs ; vous avez les pouvoirs publics ; vous avez les femmes de France ; vous avez le concours de mon ami, M. Casimir Périer, que je trouve toujours lorsqu'il y a une bonne œuvre, une grande œuvre pour le pays à réaliser.

« Vous avez avec vous les présidents des deux Chambres qui représentent les élus du pays ; vous avez avec vous M. le Président du Conseil.

« Je vous demande de nous convoquer chaque fois qu'une séance aura quelque importance, si vous pensez que notre présence puisse vous aider à réaliser le but que vous poursuivez et qui sera, encore une fois, à l'honneur de notre pays. »

L'Œuvre autunoise, reconnue officiellement, peut compter sur le concours du Gouvernement. Le but de ce rapport que je vous présente aujourd'hui est de vous faire comprendre la nécessité d'une lutte rapide et efficace contre les progrès de la tuberculose dans notre région ; de vous indiquer ce que nous avons déjà fait pour mener à bien cette lutte et, d'après les résultats de notre expérience personnelle, ce que nous avons le droit d'en espérer ; de vous montrer, Messieurs, ce qui nous reste à faire et les meilleurs moyens d'action pour y arriver.

La lutte entreprise en France contre la tuberculose s'est généralisée et s'étend à toutes les régions. En effet, la Fédération constituée le 16 mars, réunissait soixante-quinze œuvres antituberculeuses françaises régulièrement formées. Si ces œuvres ont reçu depuis quelque temps un aussi grand développement, c'est qu'elles ont compris la nécessité d'une lutte énergique contre cette maladie. Il est inutile, Messieurs, de vous rappeler qu'il meurt en France chaque année plus de 150.000 personnes, victimes de la tuberculose ; de vous rappeler que cette affection morbide frappe moins les vieillards que les jeunes gens et les jeunes filles capables de former une famille et de procréer des enfants sains et vigoureux. Ces chiffres de mortalité, basés sur une statistique du Ministère de l'Interieur, sont bien au-dessous de la réalité, étant donné que ces statistiques n'envisagent que les villes où le nombre d'habitants est supérieur à 5.000 ; aussi ce chiffre de 150.000 ne rend-il pas compte des ravages exercés dans nos campagnes par le bacille tuberculeux. Ajoutez à cela que par suite de préventions existant dans l'esprit de certains médecins le diagnostic de la tuberculose est souvent caché aux familles et, quand un décès se produit, la maladie enregistrée sous le titre de bronchite chronique ou de méningite aïgue non bacillaire. Ainsi, pour se rendre compte des ravages exercés par la tuberculose, deux réformes s'imposent :

1° Combattre cette prévention de certaines personnalités médicales à prévenir les familles où le germe morbide est découvert ;

2° Etablir des statistiques de mortalité dans toutes les petites communes dont le nombre est inférieur à 5.000.

S'il est impossible actuellement de vous faire connaître les chiffres exacts de la mortalité par tuberculose dans nos campagnes, ce que nous pouvons malheureusement et avec certitude vous affirmer, c'est que cette maladie y exerce des ravages effroyables, et je crois qu'il nous est facile d'en déterminer sinon le nombre, du moins les causes.

La tuberculose était presque inconnue dans le Morvan il y a cinquante ans et cependant, d'après les relations de cette époque, nous savons combien les principes de l'hygiène domestique étaient méconnus par les habitants. Vous vous rappelez, Messieurs, ces fermes Morvandelles formées d'une chambre basse éclairée par une seule fenêtre très étroite, chambre autrement appelée la *maison* où le sol était en terre battue et dans laquelle gens et animaux vivaient au milieu d'une promiscuité la plus contraire à l'hygiène. A cinquante ans de distance, le toit de chaume a presque partout disparu et cependant la tuberculose n'a fait qu'augmenter ; aussi nous semble-t-il nécessaire, avant d'étudier les meilleurs moyens propres à combattre cette maladie, de voir quelles sont les causes qui ont provoqué une telle progression

Il est des causes secondaires telles que l'alcoolisme, les maladies vénériennes, et toutes les affections dyscrasiques.

L'alcoolisme est une cause importante de l'extension de la tuberculose dans les grandes villes, à Paris en particulier. L'ouvrier parisien, mal logé et mal nourri, dépense souvent les trois quarts de son salaire en boisson. Ces boissons qui provoquent la dégénérescence de l'individu sont moins le vin et la bière, que les vermouths, les bitters et surtout l'absinthe, boissons renfermant des principes convulsivants et tétanisants qui dépriment le système nerveux de l'individu, anéantissent ses fonctions digestives, et font de l'ouvrier parisien un être sinon inapte à procréer, du moins un père de famille dont les enfants seront voués à la folie ou à la tuberculose. L'alcoolisme, cause principale de morbidité à Paris et dans tous les centres ouvriers, a une importance moins grande dans nos campagnes. A part chez quelques alcooliques invétérés, véritables professionnels, l'absinthe n'est pas devenue la boisson normale des familles rurales. Il semble aussi que chez le paysan vivant au grand air les toxines contenues dans ces boissons ont moins d'actions sur l'organisme.

Si l'alcoolisme intervient pour une proportion aussi faible dans le développement de la mortalité régionale, exception faite des centres ouvriers, il existe des causes locales dont l'importance semble primordiale. La première de ces causes est la *dépopulation de la campagne*, l'exode des habitants vers les grandes villes. Personne de vous, Messieurs, n'ignore que le Morvan, renommé jusqu'à présent pour ses habitants sains et vigoureux, fournit depuis plusieurs années de nombreuses nourrices dans les centres populeux. Si le placement des nourrices a permis au paysan d'augmenter le confort des propriétés particulières en apportant un peu plus d'aisance au foyer domestique, par contre cette décentralisation a eu des effets funestes pour la propagation du germe tuberculeux. La nourrice morvandelle, pendant son séjour à Paris, est maintes fois exposée à contracter la tuberculose, si elle est placée dans une maison bourgeoise où l'infection existe, ou si par suite de ses relations personnelles elle se trouve au contact de gens tuberculeux. Après un séjour plus ou moins long à Paris la jeune femme contaminée re-

tourne au pays natal rapportant, avec quelques pièces d'or, le bacille tuberculeux qui
trouvant un terrain tout préparé se déve-
loppe et crée dans notre région un nouveau
foyer d'infection.

La dépopulation rurale n'est pas seulement
le fait de la femme ; l'homme y contribue
dans une plus grande part, et cela de deux
façons. La décentralisation est le fait du placement d'un grand nombre de jeunes gens
dans les villes, les uns comme domestiques,
beaucoup comme commerçants ou étudiants;
ces derniers renonçant aux vieilles traditions
familiales et abandonnant le travail salutaire
des champs pour courir vers les professions
libérales qui seront la ruine non seulement
des économies paternelles, mais surtout de
leur santé individuelle. Ajoutez à cela le service militaire obligatoire dont l'action néfaste est triple : 1° en donnant aux jeunes
soldats des habitudes invétérées d'alcoolisme ;
2° en développant chez eux des idées de luxe
qui les éloignent de la vie des champs ; 3'' en
les exposant à contracter, faute d'une surveillance active, des maladies vénériennes
qui en feront des pères de famille sinon
improducteurs, du moins des êtres tarés
dont les enfants, eux aussi, seront prédisposés
à la tuberculose.

Ainsi, Messieurs, le développement de la
tuberculose est le résultat de la dépopulation
rurale. Il est aussi une cause qui a son importance et sur laquelle je vous demande la
permission d'insister ; je veux parler du placement des *enfants assistés* dans nos campagnes. Vous savez en quoi consiste ce placement ; le paysan y trouve un double
avantage, puisque ce petit-être, ce *petit-Paris*
lui rapporte non seulement une pension
mensuelle, mais aussi, devenu adulte, l'aide
économiquement dans ses occupations jour-

nalières. L'arrivée des *petit-Paris* dans le Morvan est reconnue depuis longtemps comme néfaste, en ce sens que ces enfants issus des quartiers pauvres des villes populeuses, nés souvent de mère tuberculeuse et de père alcoolique, sont des enfants forcément tarés et qui ne peuvent contribuer qu'à diminuer les forces vitales de la société.

Qu'arrive-t-il le plus souvent ? *L'enfant assisté* est reçu dans la famille de son père nourricier, est nourri à la table commune, est élevé avec les autres enfants et considéré au bout de quelques années comme un véritable enfant de la maison. Cet enfant devenu homme, ce *petit-Paris* devenu paysan va chercher à créer une nouvelle famille au dépens d'une jeune fille du pays. Parfois il a apporté en naissant le germe de la tuberculose ; presque toujours il existe chez lui une prédisposition morbide qui fait de cet être un père de famille qui donnera à la région des enfants tuberculeux ou du moins prédisposés à l'infection ; infection réalisée facilement à un moment donné de leur existence par leur émigration vers les grandes villes et leur contact avec un foyer infectieux.

De toutes ces causes générales et locales, il résulte que le nombre des tuberculeux s'accroît de jour en jour dans nos campagnes. Beaucoup se contaminent chez eux, le germe morbide leur a été apporté ; le plus grand nombre contracte la maladie au séjour des grandes villes, et se sentant profondément atteint revient au pays natal, sinon pour y guérir, du moins pour y mourir. Ainsi est augmentée la mortalité tuberculeuse de nos campagnes à l'avantage des statistiques des grandes villes ; tuberculeux mourant inconnus et qui ne sont pas catalogués dans cette série effroyable des 150,000 Français qui disparaissent annuellement.

*
* *

Etant donné les ravages causés par la tuberculose dans notre région, étant donné les
causes locales qui semblent l'augmenter nous
avons cru nécessaire d'organiser un système
de défense capable de lutter d'une façon
efficace. Le Comité Autunois de défense contre la tuberculose, à notre avis, a un double
but. Il exerce une action morale indiscuta-
ble du fait même de sa constitution. Le jour
de la création à Paris de la Fédération des
œuvres antituberculeuses, 75 œuvres françaises s'étaient fait représenter ou avaient
donné leur adhésion. Ce chiffre prouve suf-
fisamment l'étendue croissante et progressive
de la lutte organisée dans les départements.
Notre région n'a pas voulu rester à l'écart
dans une œuvre aussi philantropique ; elle a
voulu montrer aux tuberculeux indigents de
la localité qu'ils pouvaient compter sur tous
les efforts de l'initiative privée en vue de
provoquer leur guérison. En cela, Messieurs,
votre Comité exerce une action morale réelle
sur l'esprit des tuberculeux indigents et mérite d'attirer autour de vous toutes les bonnes
volontés particulières. Mais votre rôle n'est
pas seulement passif, il doit être surtout ac·
tif ; aussi, avant de vous faire connaître ce
que nous devons entreprendre pour diminuer
la mortalité par tuberculose, permettez-moi
Messieurs de vous expliquer en quelques
mots ce que nous avons déjà réalisé. Je veux
parler de la création du *Dispensaire antituberculeux* ouvert à Autun boulevard Maza-
gran, le 1er juin 1902.

L'idée du dispensaire antituberculeux est d'origine française ; le premier établissement de ce genre a été créé à Lille par le docteur Calmette professeur à l'institut Pasteur de cette ville, et son fonctionnement est assuré depuis le 1ᵉʳ février 1901. Dès lors cette conception nouvelle a fait son chemin, non seulement eu France, mais aussi à l'étranger. A Liège, à Verviers, à Huy, à Mons, des dispensaires ont été créés et de nouveaux se fondent dans les villes de la Belgique où toutes les œuvres d'assistance atteignent, du reste, un grand développement. A Paris, il existe plusieurs dispensaires antituberculeux, et d'ici peu tous les arrondissements de cette ville en seront dotés. En province, des œuvres semblables sont fondées, à Arras, à Nantes, à Reims, à Semur-en-Auxois, à Tours, etc..., sans compter les dispensaires actuellement en voie de formation.

Depuis le début de l'année 1901, date de la création des premiers dispensaires, le succès en a été rapide, et on peut être certain que ce mode de défense antituberculeuse répondait à un besoin. Le dispensaire est, en effet, un mode d'assistance très rationnel ; aussi en quelques mots nous vous décrirons ce que doit être l'organisation de cet établissement, quel est son but et comment il cherche à le réaliser, enfin ce que l'on peut attendre comme résultat pratique de ce système de défense.

Les dispensaires antituberculeux ont eu un développement rapide, parce que leur organisation est peu coûteuse. Le dispensaire d'Autun se compose d'un petit vestibule où le malade à son arrivée donne tous les renseignements qui peuvent être utiles pour constituer son état-civil et qui sont enregistrés sur un cahier spécial par l'assistant-enquêteur du dispensaire. Si le malade doit, d'après l'avis du médecin, suivre le traitement de

l'établissement, il lui est donné un numéro
d'ordre lui indiquant le jour fixé pour se rendre à la consultation. Le service médical pro-
prement dit comprend deux pièces : une salle
d'attente, et une salle d'examen. Ces salles,
quoique petites, n'en répondent pas moins
à toutes les exigences de l'hygiène moderne
et la désinfection en est des plus faciles ; les
angles de ces deux salles, au plafond comme
au plancher, étant arrondis, les murs revêtus
d'une couche de ripolin et le sol en mosaï-
que.

Attenant à la salle d'examen se trouve une
petite salle réservée aux inhalations pour les
affections laryngées et à l'examen du larynx.
Annexés à notre pavillon de consultation
externe est une étuve à désinfection, dépen-
dance de la clinique de M. le Dr Latouche,
ainsi qu'un laboratoire fort bien organisé où
il nous est possible de faire l'examen des expectorations de nos malades et toutes les
expériences de laboratoire pouvant confirmer
le diagnostic clinique. Signalons également
la salle des rayons X pour radioscoper les
poumons tuberculeux, au cas de diagnostic
plus délicat.

Tous les dispensaires antituberculeux sont
construits à peu près sur le même type ; ils
ne diffèrent que par l'étendue des locaux.

Si l'organisation de ces établissements est
assez rudimentaire, par contre leur rôle est
complexe et mérite d'attirer votre attention.
Le dispensaire est un *système rationnel d'assistance médicale*, en ce sens que le médecin
connaît le malade et sa famille, leur prête
son concours suivant leur maladie et leurs besoins, et fait tous ses efforts pour améliorer
la demeure de l'individu malade, c'est-à-
dire s'attaque au foyer même de l'infection.

*Le dispensaire a un double but, protéger
et guérir.*

Le rôle prophylactique est certainement le plus important, car souvent si le médecin est impuissant à guérir, presque toujours il peut prévenir. Cette prophylaxie est double, elle s'exerce sur le malade et sur son entourage. Elle est plus facile au dispensaire parce que le malade y est attiré sans répugnance ; toutes les consultations sont données gratuitement. L'ouvrier qui a un rhume négligé, quelques points de côté, ou un malaise quelconque, n'hésite pas à venir se consulter, sachant qu'il trouvera au dispensaire des conseils absolument désintéressés, et qu'il lui sera fourni tous les moyens capables d'assurer sa guérison. Avec le docteur Calmette de Lille nous affirmons que la principale mission des dispensaires doit consister à *rechercher et attirer*, par une propagande intelligemment faite dans les milieux populaires, les ouvriers atteints ou suspects de tuberculose.

L'ouvrier qui vient à la consultation reçoit moins des médicaments que des conseils pratiques.

On cherche à lui faire comprendre l'utilité de se soigner alors que l'affection dont il est atteint est encore curable ; on s'informe de toutes les causes qui ont pu affaiblir son état général ; si sa profession semble avoir sur son organisme une action néfaste, on lui conseille de trouver un métier moins fatigant et on s'occupe autant que possible de faciliter ses recherches. Le médecin du dispensaire doit s'enquérir de la salubrité plus ou mois grande du logement de l'intéressé, et vous n'ignorez pas, Messieurs, les dangers des logement insalubres. Au dispensaire on apprend au malade la facilité et le danger de la contamination réciproque facilitée par une trop grande promiscuité ; on lui enseigne qu'il est dange-

reux de cracher par terre et qu'il est préférable, pour lui comme pour les siens, de se
servir d'un récipient réservé à cet usage
et dont le contenu sera tous les soirs désinfecté ou brûlé ; on apprend à sa famille l'in-
convénient, dans un logement aussi étroit, du
balayage à sec et l'avantage de nettoyer à la
serpillière humide. Une personne de la maison
est-elle tuberculeuse, on recommande aux
personnes saines de ne pas coucher dans la
même chambre.

Toutes ces règles hygiéniques peuvent
sembler d'un intérêt futile à toute personne
ne peu au courant de l'effroyable contamination tuberculeuse ; mais elles ont une importance capitale en exerçant un rôle préser-
vatif très réel, basé sur l'éducation du
malade et celle de sa famille. Tel est l'un
des principaux rôles du dispensaire. Il semblerait qu'il est fort difficile de faire ad-
mettre ces principes aux malades de notre
région. Or l'expérience nous a montré qu'ils
sont avant tout désireux de guérir et écou-
tent très facilement les conseils qui leur sont
donnés. Pour cela il importe que le malade
ait confiance en son médecin, et cette confiance existe aisément, l'intéressé se rendant
compte qu'avec des consultations gratuites
on envisage avant tout son intérêt personnel.

Ainsi le dispensaire exerce une action prophylactique certaine en transformant l'hygiène
de l'individu et de sa famille. Cette action
prophylactique s'étend à toutes les personnes
de la région, et cela de deux façons : en
diminuant le nombre des maisons tuberculeuses, centre d'infection ; en assurant un
système raisonné et efficace de désinfection.

On est douloureusement impressionné
quand on connaît le danger des maladies
tuberculeuses, de voir combien les mesures
de désinfection actuelle sont méconnues.

Ainsi, à Autun, le linge des personnes malades comme celui des individus sains est
réuni par la même laveuse dans le même
local, si ce n'est chez elle, sans souci
du danger que peuvent courir ses enfants en
vivant dans un milieu contaminé par toutes
les poussières bacillifères qui émanent de ce
linge. L'infection se fait aussi au voisinage,
car le lavage a lieu dans un ruisseau com-
mun, et les procédés employés pour le net-
toyage sont trop élémentaires pour détruire
les microbes de la tuberculose. C'est à lutter
contre ce danger que doivent tendre les
efforts du dispensaire. Quand nous connaî-
trons les familles où il existe un centre d'infection, la lutte sera facile. Le meilleur pro-
cédé consiste à obliger tout tuberculeux à
collecter chaque semaine son linge sale dans
un sac individuel, d'un modèle spécial, qui
est remis au malade gratuitement. A jour
fixe il l'apporte à l'étuve à désinfection, et ce
linge désinfecté puis lavé lui est remis blan-
chi, mais non repassé. Pour compléter ce
système de protection mutuelle, il est nécessaire de former une équipe d'infirmiers
chargés spécialement de la désinfection à
domicile.

Ces mesures sanitaires peuvent paraître
difficiles à réaliser ; elles seront cependant
très simplifiées par l'application de la *Loi
sanitaire* votée par les Chambres en 1902.
Cette loi sanitaire oblige les municipalités à
assurer la désinfection dans tous les cas de
maladies infectieuses. Or la tuberculose,
d'après les rapports de l'Académie de Médecine, doit être considérée comme telle. Aussi
espérons-nous que les Conseils municipaux
des communes, convaincus de l'utilité et de
l'application urgente de cette loi, feront leurs
efforts pour aider le dispensaire.

Tel est et doit être le rôle prophylactique

du dispensaire ; son rôle est aussi curatif, et je vous demande, Messieurs. la permission de vous l'expliquer en quelques mots ; cela me permettra du reste de répondre aux objections de nos adversaires, seraient-ils même des médecins, sceptiques intransigeants, qui prétendent que la tuberculose est une maladie incurable. Toutes les formes de la phtisie pulmonaire sont guérissables, la démonstration en est donnée par un grand nombre d'observations anatomo-pathologiques dues à MM. Brouarddel, Cornil et Letulle.

Au cours de leurs autopsies, ils ont constaté à tous les stades de la tuberculose pulmonaire des processus de guérison, non seulement au début de la maladie. alors qu'elle est caractérisée par des tubercules disséminés dans une étendue plus ou moins grande du poumon et pouvant se calcifier, grâce à un traitement approprié, mais aussi à la période cavitaire, troisième degré de la maladie de poitrine, où les cavités peuvent se déssécher et être comblées par un tissu cicatriciel, fibreux, processus définitif de guérison. Les observations cliniques confirment les résultats enregistrés par les anatomo-pathologistes. Au récent Congrès de Londres, de toutes les observations cliniques s'est dégagée cette conclusion : que la tuberculose est une maladie curable. C'est l'avis de MM. les professeurs Brouardel, Landouzy, Letulle ; c'est le résultat de toutes les observations enregistrées dans les sanatoriums par leurs directeurs respectifs, tels que MM. Detweiler, Brehmer, Turban et Exchaquet à l'étranger et en France MM. Dumarest, Sabourin, etc.

Il nous reste 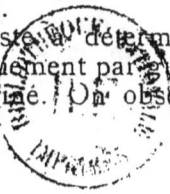 à déterminer ce que l'on entend cliniquement par guérison des maladies de poitrine. On observe à cet égard deux modes de guérison, absolue ou apparente. Au sujet de la *guérison absolue*, le Dr Daremberg, ancien tuberculeux guéri, s'exprime ainsi : « Je crois, dit-il, qu'on peut déclarer guéri un ancien tuberculeux qui, pendant dix ans a repris ses occupations sans avoir un crachement de sang, un accès de fièvre imputable à une poussée tuberculeuse, un crachat bacillaire. S'il a résisté pendant dix ans à quelques bacilles perdus dans un coin de son poumon et probablement morts, car nous avons vu que les bacilles morts sont aussi infectieux, il n'y a aucune raison pour qu'il redevienne phtisique, s'il ne se replace dans les conditions où il a subi la première atteinte. » Par *guérison apparente*, on comprend tous les cas où « le malade depuis un certain temps, trois mois si l'on veut, n'a plus d'expectorations, ni toux pulmonaire ; il a repris tous les dehors de la belle santé ; il ne présente aucune trace de réaction, à la suite d'un exercice ordinaire, à la suite de toutes les causes banales qui réveillent cette réaction organique en activité de lésion » (Sabourin).

Ces deux processus de guérison s'observent au dispensaire et au sanatorium, mais il est des formes cliniques de la maladie susceptibles de ces deux modes de cure. Le traitement donné au dispensaire peut suffire pour amener chez le malade une guérison apparente ou absolue. S'il vient consulter au début alors qu'il n'aura que quelques points de côté, des transpirations passagères ou une toux plus ou moins tenace, présentant à l'auscultation une légère transformation de la respiration normale, sans râles ni craquements, avec un *état général satisfaisant*, l'expérience prouve qu'un tel malade peut guérir au dispensaire ; et si le malade se place dans des conditions d'hygiène satisfaisantes on

peut affirmer que cette guérison deviendra
définitive. Mais le plus souvent ce n'est qu'a-
près un ou plusieurs mois de maladie qu'il
se décide à consulter ; et il arrive que l'ouvrier
tuberculeux, déjà fortement avancé, vient à la
consultation en même temps qu'il continue
son travail. C'est alors que le dispensaire
joue un rôle dont l'importance sociale ne
vous échappera pas. Nous avons organisé chaque semaine des consultations du soir spécialement destinées aux ouvriers qui ne peuvent
être soignés dans un établissement, parce
que leurs ressources ne le leur permettent
pas et qu'il faut pourvoir par le travail quotidien à l'entretien de la famille. Dans de
telles conditions, l'ouvrier qui se sent malade n'hésite pas à venir à nos consultations.
Il y reçoit tous les soins nécessaires à son
état et il en retire un bénéfice sinon définitif,
du moins temporaire. Grâce aux soins qui
lui sont prodigués, l'évolution de la maladie
est retardée ; et l'ouvrier au lieu de devenir
rapidement un invalide destiné à mourir à
l'hôpital, séjour amenant la misère dans sa
famille, peut continuer à travailler et à jouer
pendant de longues années encore un rôle
social très actif et contribuer par son travail à faire vivre ses enfants.

Mais pour obtenir au dispensaire cette
guérison soit absolue, soit apparente, il faut
prescrire suivant les cas un traitement approprié et surtout découvrir la maladie dès
son début. On peut dire que la tuberculose
pulmonaire a des modes de début et une
évolution aussi variable qu'il existe d'individus lésés ; aussi le diagnostic de cette maladie est souvent fort délicat à cette période
prémonitoire. Nombreux sont les médecins,
et non les moins autorisés, qui méconnais-
sent absolument les différents symptômes du
début de la tuberculose pulmonaire. Soit

insuffisance de diagnostic, soit par crainte d'alarmer la famille, ils n'hésitent pas à conclure que leur client ne présente aucun symptôme inquiétant, sauf une anémie légère et passagère. Le jeune malade rassuré continue à ne prendre aucune précaution ; quelques mois plus tard le médecin est rappelé par la famille et constate alors tous les symptômes d'une tuberculose généralisée. Il déclare aux parents, sans aucune préparation, que leur enfant est perdu et propage dans l'opinion publique cette idée fausse que la tuberculose est une maladie incurable.

Au dispensaire le malade qui vient consulter au début de son affection doit suivre un régime spécial. S'il est une maladie qui a suscité de nombreuses découvertes pharmaceutiques, c'est sans contredit la tuberculose ; or on peut affirmer que pour guérir de tels malades il faut employer le moins possible de médicaments. Ce qu'il importe avant tout d'envisager dans le traitement, c'est moins l'état local, autrement dit les lésions pulmonaires de l'individu, que son état général ; aussi tout le traitement repose-t-il sur la restauration de cet état général. Ce traitement, Messieurs, vous le connaissez, il est basé sur trois principes indiscutables qui sont : le repos physique et moral, la cure d'air convenablement dosée et surtout une alimentation saine et appropriée à l'estomac de chaque individu. C'est pourquoi avec les phisiothérapeutes modernes affirmonsnous que tout malade qui a un bon estomac est à moitié guéri, et c'est au rétablissement des fonctions digestives que tendent nos efforts.

Dans le traitement du dispensaire les médications actives jouent un rôle secondaire. L'état congestif des poumons est modifié par tous les révulsifs en usage tels que cautères,

pointes de feu, et mouches de Milan à répé-
tition. Nous sommes généralement opposé à
l'emploi des vésicatoires ordinaires qui affai-
blissent le malade sans modifier suffisam-
ment son état local. Loin de nous la pensée
d'exclure tous les médicaments ; *ainsi les
médications reconstituantes*, telles que toutes
les préparations arsenicales (arséniates, ca-
codylates de soude, arrhénal), huile de foie
de morue et surtout tous les phosphates sont
préconisés dans le traitement. Ces médications sont généralement d'un prix coûteux,
aussi sommes-nous d'avis que le dispensaire
doit en proportion de ses ressources les don-
ner gratuitement. Beaucoup de jeunes enfants qui nous sont amenés à la consultation,
sont des débiles et des rachitiques, enfants
prédisposés à l'infection tuberculeuse, faute
d'une alimentation suffisante.

Pour cette raison, chaque matin a lieu au
dispensaire une distribution gratuite de lait,
et une enquête minutieuse nous assure qu'il
est toujours fait bon emploi de ce lait.

Les malades se présentent généralement à
la consultation tous les huit jours, et nous
sommes heureux de constater qu'ils n'hésitent pas à s'imposer plusieurs heures de voi-
ture pour venir demander des conseils qui
assureront leur guérison. Depuis le jour de
l'ouverture, nous avons donné 347 consultations gratuites réparties ainsi : 193 pour
Autun et 154 pour les campagnes avoisinan-
tes.

Chaque semaine le malade qui se présente
est examiné et les observations sont consi-
gnées dans un *dossier médical*. Ce dossier se
compose de graphiques du thorax où sont
notés tous les huit jours les changements
reconnus à l'auscultation ; le phtisique est
pesé régulièrement et ces pesées notées
sur une feuille spéciale individuelle ; s'il a

de la température on lui remet un graphique ainsi qu'un thermomètre, et chaque jour il doit consigner les résultats sur la feuille qui lui a été remise.

Complétant ce dossier médical nous avons créé un *dossier social* qui nous permet de prendre tous les renseignements nécessaires, sur place ou à domicile, concernant l'état civil du malade, la salubrité de son logement, et de nous rendre compte de ses besoins comme de ses ressources. Cette enquête sociale, faite par le médecin ou l'assistant-enquêteur du dispensaire, est d'une nécessité absolue, car on ne doit recevoir aux consultations que deux classes d'individus : d'une part les gens reconnus absolument indigents, et d'autre part une classe beaucoup plus nombreuse formée *d'ouvriers nécessiteux*, dont le salaire quotidien ne permet pas de subvenir aux frais d'une maladie aussi coûteuse que la tuberculose pulmonaire.

J'ai cherché, Messieurs, dans ce rapport qui peut vous sembler trop long, à vous montrer quelle était l'organisation des dispensaires antituberculeux, quel était leur but, quels étaient les résultats que l'on devait en attendre, autant au point de vue de la prophylaxie que de la guérison des maladies de poitrine.

*
*

Nous avons considéré jusqu'ici, Messieurs, ce qui avait été fait par notre Comité en vue de la défense antituberculeuse. Il me reste à vous exposer deux modes d'action pour compléter notre œuvre. Je veux parler de la création de colonies de vacances pour les enfants débiles et rachitiques, et de la fondation pour les adultes d'un sanatorium populaire dans le Haut-Morvan

Pour couronner l'œuvre des sanatoriums marins dont le Dr Armaingaud fut l'un des premiers promoteurs, nous avons vu se développer ces dernières années *l'œuvre des colonies scolaires des vacances*. Les enfants des quartiers pauvres de Paris, recrutés par des personnes charitables, sont dirigés pendant les mois du printemps et de l'été, les uns au bord de la mer, les autres dans le centre de la France. Reçus dans des maisons de campagne aménagées pour cet usage, ils vivent au grand air, reçoivent une nourriture suffisante et reconstituante. Après un ou deux mois de séjour à la campagne ces enfants recouvrent la santé ; anémiques ou rachitiques ils sont alors capables de lutter contre l'infection tuberculeuse en offrant aux bacilles un terrain plus résistant et moins prédisposé. Le rachitisme et l'anémie sont des affections très fréquentes chez les enfants pauvres des villes de notre département ; aussi, Messieurs, croyons-nous désirable de voir, grâce aux offres généreuses de l'initiative privée, se fonder d'ici peu des colonies scolaires de vacances dans notre département. En réalité cette œuvre serait peu coûteuse ; il faudrait trouver à proximité de notre ville une maison de campagne où il serait possible de recevoir une vingtaine d'enfants. Il n'est pas nécessaire de prévoir des frais de construction spéciale et je crois que notre désir se réalisera d'ici peu.

La guérison des tuberculeux adultes nécessite par contre des dépenses beaucoup plus importantes, et pour compléter l'œuvre de défense commencée avec le dispensaire, il est indispensable de prévoir la construction prochaine d'un sanatorium populaire. Vous savez, Messieurs, combien l'institution des sanatoriums populaires a reçu en Allemagne un grand développement. Les compagnies d'assurances ouvrières de ce pays, effrayées de la grande mortalité de leurs membres par cette affection, ont reconnu la nécessité urgente de ces établissements, l'ouvrier invalide devenant pour ces compagnies une charge énorme et journalière quand on l'hospitalise dans les hôpitaux ordinaires où il ne peut trouver la guéris on, et devenant pour la société un être inutile. Tel fut, Messieurs, le point de départ des succès du Sanatorium allemand, créé moins dans un but philantropique que par nécessité d'économie sociale. En France si cette institution a ses partisans convaincus, elle a ses détracteurs acharnés. A part quelques sceptiques qui attaquent de parti pris toute idée nouvelle, beaucoup se font les détracteurs du sanatorium parce qu'ils n'en comprennent pas l'utilité. Il existe actuellement sur tout le territoire français 500.000 personnes atteintes de la tuberculose. Loin de nous la pensée de supposer que toutes ces personnes puissent être dirigées sur des sanatoriums. Le sanatorium populaire n'est qu'un moyen d'action dans la lutte que nous entreprenons. *Tous* les tuberculeux ne doivent pas être *sanatorisés*, mais il est certain qu'un *grand nombre* ne peuvent guérir que par le sanatorium. Le traitement suivi en ces maisons de cure se résume en ces trois facteurs : un grand repos, un air pur, une alimentation saine et suffisante. Au premier abord il semblerait facile d'appliquer ce traitement dans n'importe quelle maison ; malheureusement il ne peut en être ainsi, car cela nécessite de la part du malade une *éducation hygiénique spéciale* qui ne s'obtient que par un séjour plus ou moins prolongé au Sanatorium.

Si donc, le phtisique n'a pas l'énergie suffisante, et c'est le cas le plus fréquent, pour observer chez lui le régime que lui prescrit son médecin, il faut alors le diriger sur un sanatorium, où il apprendra les règles de l'hygiène individuelle. Mais il est de nombreux cas où la guérison ne peut s'obtenir qu'au sanatorium même, en admettant que le malade ait l'énergie suffisante pour se soigner chez lui : c'est toutes les fois que son *état général est profondément déprimé*. L'air pur a sur l'organisme affaibli une action prépondérante, à condition toutefois que le dosage de cet air soit méthodique et cela nécessite la surveillance constante du médecin.

Il n'existe actuellement en France que quatre sanatoriums populaires pour adultes : Hauteville, près de Lyon, Angicourt près Paris, Bligny en Seine-et-Oise et Orléans dans le Loiret, sans compter plusieurs projets qui sont bien près d'être réalisés. Ce nombre est absolument insuffisant, étant donné l'affluence des poitrinaires ; aussi demandons-nous que dans chaque département se crée un sanatorium pour les tuberculeux nécessiteux de ce département. Cette question nous amène à envisager la possibilité des emplacements favorables à de telle création. Dans un ouvrage paru en 1901 et intitulé « *Le Sanatorium Français, sa possibilité, son organisation* » (1) nous avons montré qu'il était possible de fonder des sanatoriums dans presque toutes les régions de la France ; car ce qui importe le plus pour la

---

(1) Le Sanatorium Français — sa possibilité, — son organisation. Naud, éditeur à Paris.

guérison, c'est moins la position de l'établissement que le traitement qui y est suivi. Evidemment il est certaines régions plus favorables que d'autres et l'*altitude* est un facteur de cure fort appréciable. Il s'est produit à ce sujet des entraînements ridicules et beaucoup se sont figurés que plus l'altitude était élevée, plus la guérison était certaine. Evidemment l'organisme malade subit un « coup de fouet » plus marqué et plus rapide sur les hautes montagnes de l'Engadine que sur les collines qui limitent la vallée de l'Oise ; mais l'expérience démontre que le tuberculeux à plus d'intérêt à se soigner dans une région rapprochée du pays où il a l'habitude de vivre ; l'amélioration est moins rapide, mais beaucoup plus durable.

Le Morvan est tout à fait propice à la construction d'un sanatorium ; l'air y est très pur et on trouve des montagnes comprises entre 800 et 900 mètres permettant au malade de bénéficier de l'altitude. Ajoutez à cela la beauté des sites du Morvan moins imposants que ceux des Alpes ou des Pyrénées, mais beaucoup plus reposants pour le malade qui vient chercher la guérison. Quelques objections ont été soulevées au sujet de la construction d'un sanatorium dans le Morvan On a prétendu que notre pays était beaucoup trop humide et que le phtisique y serait exposé à des variations trop brusques de température. Si vous comparez, Messieurs, les cartes hydrographiques de France et de Suisse, vous verrez que la quantité annuelle de pluie est beaucoup plus forte en ce dernier pays ; et l'explication en est facile, car il pleut surtout dans les régions élevées. Il pleut moins dans le Morvan qu'il ne pleut en Suisse et l'humidité est peu marquée, étant donné la grande perméabilité du sol. A l'objection faite sur les variations

brusques de température. je répondrai que
ces variations sont aussi brusques dans les
stations climatériques des pays chauds, ce
qui n'empêche pas les malades d'y affluer et
d'y trouver la guérison. C'est le rôle du médecin du sanatorium de prévoir l'inconvé-
nient de ces variations thermiques et de protéger ses malades en conséquence. Pour
répondre à ces objections formulées sur le
climat du Morvan, pour appuyer nos dires
sur des données scientifiques et non théori-
ques, nous avons installé dans le Haut-Follin,
point culminant du Morvan, un petit obser
vatoire qui dépend du Bureau Central Météorologique de Paris depuis le 13 mars 1902.
Des observations journalières sont faites, soit
au moyen de thermomètres ordinaires, soit
avec des appareils enregistreurs, spécialement
en vue de l'étude de l'état hygrométrique de
la région Nous aurons l'occasion dans un
rapport postérieur de publier les résultats
obtenus et d'établir des comparaisons entre
les différents facteurs climatériques des stations suisses et de cette région du Haut-
Morvan.

Il est nécessaire qu'un sanatorium populaire soit créé dans notre département, et
nous pensons que l'emplacement favorable
se trouverait dans la région du Haut-Morvan. Mais de telles constructions entraînent
des dépenses assez élevées, et il faut déterminer comment l'on pourrait y faire face. Je
crois, Messieurs, qu'il faut adopter en principe l'idée d'un *sanatorium départemental*
et nous vous proposons plusieurs moyens
pour obtenir l'argent nécessaire à la construction.

1° Ouvrir une souscription publique dans
tout le département et intéresser les particu-
liers à une telle entreprise. Des personnes
chargées de recueillir ces souscriptions pri-

vées feraient connaître l'utilité et le but de
l'œuvre. Jointes aux bulletins de souscription
seraient envoyées à domicile des brochures
rédigées dans ce sens.

2° Intéresser toutes les communes du département et obtenir des conseils municipaux la nécessité de voter des crédits en vue
de la construction du sanatorium.

Suivant l'importance de leur subvention
les communes auraient droit à un certain
nombre de lits réservés à leurs tuberculeux
indigents. Pour développer ces idées de
défense antituberculeuse dans les communes,
il sera nécessaire de faire des conférences
dans ces localités. Les conférences seront
animées avec des projections et je ne doute
pas qu'elles ne jouent un rôle important, tant
au point de vue de la prophylaxie antituberculeuse que pour apporter à l'Œuvre des
subsides qui lui sont nécessaires. La première conférence populaire a été faite à
l'Hôtel de Ville d'Autun le 12 juillet dernier
par M. le Dr Letulle, professeur agrégé de la
Faculté de Paris, venu pour répandre dans
notre ville les idées modernes sur la curabi-
lité de la tuberculose et pour faire comprendre l'importance et l'urgence de la lutte. Je
crois, Messieurs, être l'interprète de vos sen-
timents en adressant nos remerciements à
M. le Dr Letulle pour l'intérêt témoigné à
notre Œuvre.

3° Intéresser les Directeurs des usines mé-
tallurgiques de notre région à la construction d'un sanatorium populaire et, suivant
les sommes fournies, réserver un certain
nombre de lits à leurs ouvriers ; faire participer à l'Œuvre commune les Compagnies
d'assurance et surtout les Sociétés de Secours Mutuels. La tuberculose pulmonaire
est le pire ennemi des mutualités ouvrières,
provoquant à elle seule plus du tiers des

décès et frappant les individus en pleine période active de leur existence, les condamnant à une inactivité qui grève le budget des mutualités. Il importe que les mutualistes contribuent à la création des sanatoriums, leur budget ne leur permettant pas de fonder un sanatorium spécial. L'utilité de la lutte antituberculeuse par le sanatorium a été reconnue à la date du 15 juin dernier par le congrès des Sociétés de Secours mutuels du département de Saône-et-Loire tenu à Chalon-sur-Saône. 117 Sociétés étaient représentées à la réunion et ont voté la proposition de participer à la création d'un sanatorium populaire. Pour cette participation il est désirable que les œuvres de prévoyance, de mutualité, d'assistance ou de bienfaisance constituent des *Caisses spéciales de secours* aux tuberculeux et à leurs familles ; telle est la conclusion d'un rapport présenté par M. le Dr Letulle à la Société pour l'étude internationale des œuvres d'assistance.

4° Demander au gouvernement des subsides soit sous forme d'apport direct gouvernemental, soit sous forme de subventions fournies par le Pari-Mutuel.

Pour assurer le fonctionnement du Sanatorium créé, le prix de la journée étant fixée à 4 fr. 50 (ce prix est le résultat obtenu par les premiers mois de fonctionnement du Sanatorium d'Hauteville) on aurait recours à deux moyens : 1° les communes, compagnies ouvrières ou les mutualités assureraient la moitié de la dépense journalière ; 2° l'autre moitié serait fournie par la charité privée et dans ce but il serait créé un *Comité de dames patronnesses* chargé d'étudier tous les moyens propres à obtenir les subsides nécessaires. Ce comité de dames aurait également un but très actif et fort important au point de vue social. Ces dames seraient chargées de s'occuper de la famille de l'ouvrier pendant son séjour au sanatorium.

Messieurs, comme conclusion au rapport que nous avons l'honneur de vous présenter aujourd'hui, nous vous demandons de bien vouloir adopter les vœux suivants :

1" Le Comité Autunois de défense contre la tuberculose réuni en séance solennelle à l'Hôtel de Ville d'Autun le 1er septembre 1902, vote en principe l'urgence de la construction d'un sanatorium populaire départemental dans le Haut-Morvan.

2° Décide qu'il sera formé une commission spéciale, en vue d'étudier toutes les questions relatives à la création de cet établissement.

3° Le Bureau du Comité composé de MM. Périer, président ; Comte d'Esterno, vice-président ; Bayle, ingénieur, secrétaire, et du docteur H. Grillot, médecin du dispensaire d'Autun, auxquels sera adjoint M. le docteur Latouche, est chargé de la formation de cette commission.

Autun, le 28 Août 1902.

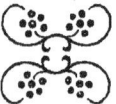

PROCÈS-VERBAL

2ᴱ RÉUNION DU COMITÉ AUTUNOIS

De Défense contre la Tuberculose

Le *Comité Autunois de défense contre la Tuberculose* a tenu sa deuxième réunion à l'Hôtel-de-Ville d'Autun le 1ᵉʳ septembre à 3 heures de l'après-midi.

Étaient présents :

MM. Périer, député, président ; le comte d'Esterno, vice-président ; le docteur H. Grillot, médecin du dispensaire ; Sabail, sous-préfet ; Bouvet ; Docteur Laguille ; de Quercize ; Sirdey ; de Villette, membres du Comité.

S'étaient excusés : MM. Bayle, secrétaire-trésorier ; Motot et Ch. Repoux.

M. Périer ouvre la séance et remercie les membres du Comité qui veulent bien prêter leur concours à l'œuvre entièrement humanitaire du Comité Autunois de défense contre la tuberculose.

Puis il donne la parole à M. le docteur H. Grillot, médecin du dispensaire, qui à son tour remercie les membres du Comité de leur dévouement, expose la nécessité de combattre dans notre pays la tuberculose, dont les ravages sont d'autant plus grands que les causes en sont doubles.

1º La dépopulation de nos campagnes au profit des centres ouvriers d'où vient la contamination. Les émigrants rentrant au pays amènent incontestablement avec eux le germe de la tuberculose cause première du mal.

2º Les enfants assistés, dont beaucoup en naissant ont des prédispositions, qui faute de soins nécessaires se développent ; ainsi se répand dans notre pays le fléau qui anéantit un aussi grand nombre de personnes.

Le docteur H. Grillot rappelle en quelques mots les bons effets de la conférence faite à l'Hôtel de Ville par M. le docteur Letulle.

Il résume les résultats obtenus et l'extension de plus en plus grande du dispensaire, où il a été donné 357 consultations depuis le 1ᵉʳ juin, date de sa fondation ; il explique les soins qui y sont donnés, et l'organisation matérielle, il fait entrevoir la grande bonne volonté dont font preuve les malades. Des distributions de lait et de réconfortants y sont faites tous les jours et régulièrement.

M. H. Grillot fait comprendre qu'il est nécessaire de réunir des fonds pour distribuer encore plus de secours, la bonne nourriture et le grand air de la campagne étant indispensable, le Comité devra faire des efforts afin d'étudier la possibilité de construire un sanatorium dans le Haut-Morvan ; il indique les moyens pour y parvenir, qui sont :

Les souscriptions publiques ; l'action des communes, celle des Sociétés de secours mutuels et d'assurances ; les subventions des grandes industries et de l'Etat.

Il y a lieu de nommer une Commission qui étudiera tous les moyens et projets d'installation d'un sanatorium.

Sur une observation de M. Périer, la commission est d'avis de reconnaître un emplacement favorable dans le Haut-Folin.

Le climat dans cette région est excellent, l'altitude suffisante ; des expériences climatologiques sont faites depuis six mois, et M. Grillot, dans un rapport très détaillé, en donnera tous les résultats ; des instruments enregistreurs ayant été installés à cet effet.

M. le comte d'Esterno demande s'il n'y a pas lieu, avant d'entreprendre la construction d'un sanatorium, de consulter les communes, notamment sur les sacrifices qu'elles seraient disposées à faire dans ce but.

M. Sabail répond qu'il s'agit de composer d'abord une Commission qui fera toutes les études nécessaires et exposera dans un rapport ce qu'on peut réaliser, sans rien engager avant que l'on ait acquis la certitude qu'on pourra réunir les fonds nécessaires.

Le docteur Latouche croit qu'il serait préférable d'installer un sanatorium rudimentaire avec les fonds dont on pourra disposer, et, lorsqu'il fonctionnera, faire appel à toutes les personnes et à toutes les administrations qui pourraient en profiter.

M. le docteur Grillot propose de voter le *principe* d'un sanatorium et le choix d'une Commission spéciale qui fera les études et les démarches nécessaires pour chercher les moyens d'arriver à la réalisation du projet.

M. de Quercize est d'avis de nommer une Commission qui recherchera simplement s'il est possible d'installer un sanatorium dans le Haut-Morvan et, en cas d'affirmation, désignera quel serait l'emplacement le meilleur.

Cette Commission rédigera un rapport qui servira de point de départ.

M. Grillot répond que le Bureau météorologique de Paris a déjà prévu l'objection et a fait procéder aux observations nécessaires.

Après la discussion le Comité décide de nommer une Commission technique chargée de rechercher s'il est possible d'installer un sanatorium dans le Haut-Morvan et si cette création est opportune.

Cette Commission sera choisie par MM. Périer, d'Esterno, Bayle, docteurs Grillot et Latouche.

Le Comité fixe sa prochaine séance au 1er mars 1903 à 3 heures 1/2.

*
* *

Le Comité remercie le docteur Grillot de son dévouement et de son activité, et M. le docteur Latouche du concours éclairé qu'il lui a apporté.

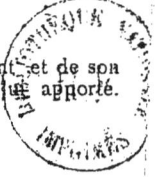